AF331729

DE LA RUPTURE

DES ARTICULATIONS DU BASSIN

PENDANT L'ACCOUCHEMENT

PAR

JULES POULLET

Interne des Hôpitaux de Lyon,

Membre adjoint de la Société des Sciences medicales.

LYON

IMPRIMERIE D'AIMÉ VINGTRINIER

RUE DE LA BELLE-CORDIÈRE, 14

1864

DE LA RUPTURE

DES ARTICULATIONS DU BASSIN

PENDANT L'ACCOUCHEMENT.

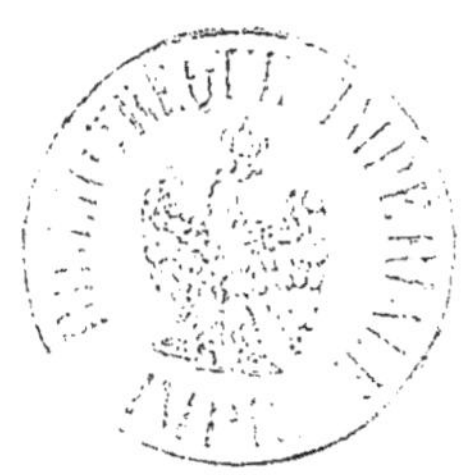

HISTORIQUE. — Les symphyses réunissant les os du bassin sont le siége, vers la fin de la gestation, d'un relâchement plus ou moins considérable qui va quelquefois jusqu'à permettre une mobilité appréciable des os des îles.

On ne peut invoquer pour expliquer ce phénomène que les nouvelles conditions de vitalité dans lesquelles sont placés tous les organes pelviens. La congestion qui fournit à l'utérus les éléments de sa nutrition et de son développement vascularise non-seulement cet organe, mais encore tous les tissus voisins.

Le tissu fibreux des symphyses se laisse alors infiltrer d'un liquide analogue à la lymphe plastique, de là un gonflement des fibro-cartilages et un léger éloignement des surfaces osseuses. Louis comparait ce fait au développement des polypes muqueux qui, malgré leur faible consistance, finissent par agrandir et déformer les cavités osseuses.

Ce relâchement très-peu considérable qu'on peut appeler physiologique doit être soigneusement distingué d'une autre mobilité dans les symphyses qui est le résultat d'une véritable rupture des ligaments. Ces cas pathologiques sont du reste assez rares dans la science pour qu'on en compte les observations.

Cette distinction avait complétement échappé aux savants des derniers siècles, qui n'admettaient même pas tous la mobilité que j'ai nommée physiologique.

Si nous jetons un coup-d'œil sur l'opinion des différentes époques, relativement à ce point de la science, nous voyons Hippocrate assurer que les os du bassin se disjoignent toujours au moins lors du premier enfantement ; Galien et Aétius soutenir l'assertion du père de la médecine, et l'antiquité exagérant le sens de ces paroles, croire que la séparation des os du bassin est nécessaire pour l'accouchement.

Peu de temps avant l'ère chrétienne, le rabbin Zoar affirme dans ses commentaires que les femmes juives, grâce à cette disposition, n'avaient besoin d'aucun secours étranger dans le moment pénible de l'enfantement.

Si ce n'est les quelques lignes d'Avicennes où le médecin arabe qualifie cet écartement de « la plus puissante et la plus heureuse des actions de la nature », si ce n'est, dis-je, ces quelques lignes, aucun document ne prouve qu'on se soit occupé spécialement de cette question pendant les quinze premiers siècles. Mais en février 1579 un fait assez célèbre vint la tirer de l'oubli, et provoquer les plus vives controverses.

Jacques Amboise autopsia une femme de 24 ans suppliciée quelques jours après l'accouchement pour avoir fait périr son enfant. Il montra la mobilité des os du bassin et l'écartement des symphyses.

Severin Pineau fit le premier une dissertation où il traite assez complètement cette question qui devint positive pour la plupart des savants contemporains.

Ambroise Paré surtout donna un exemple remarquable de bonne foi en rétractant en termes formels l'idée opposée qu'il avait professée jusqu'alors. Cependant, Fernel érigea, pour combattre cette découverte, toutes les objections que lui fournirent un esprit et un talent prévenus. Dulaurens, lui aussi, mit tous ses efforts à la défense d'une idée fausse, et à ces deux champions déterminés de l'opposition se réunirent Colombus, Dionis, Monro, Mauriceau, de La Motte, Walter et Beaudeloque. Ce dernier faiblit cependant en avouant avoir trouvé un cas d'écartement ; mais, assure-t-il, sur sept mille accouchements. D'un autre côté, Guillemeau, Bauchin, Fabrice de Hilden, Spigélius et Harvey établirent des faits nouveaux ; Santorini, Scultett, Puzos, Morgagni, Haller et Bertin apportèrent leur contingent d'arguments victorieux ; et plus tard Duverney, Smellie, Smolet, Lawrance et Moreau dissipèrent les derniers doutes.

J'ai dit en commençant ce qu'on croit aujourd'hui : j'ajouterai que quelques auteurs affirment avoir trouvé au centre des fibro-cartilages une bourse séreuse de nouvelle formation.

Le but de ce petit travail n'est pas de revenir sur une opinion aussi solidement établie, mais seulement de m'occuper de la rupture complète des symphyses du bassin et d'en publier une nouvelle observation qui nous a paru digne d'être citée, car M. Malgaigne n'a pu en réunir que dix-sept cas dans son *Traité des luxations*. En compulsant les écrits des hommes cités pour ou contre dans cette longue polémique, on s'aperçoit qu'ils se sont bornés à discuter la possibilité ou l'existence de l'agrandissement du bassin, mais qu'ils n'ont pas distingué assez soigneusement les cas physiologiques des cas où il y a véritable déchirure ligamentaire, accident grave et toujours entaché d'un pronostic alarmant.

OBSERVATION TIRÉE DU SERVICE DE M. DELORE.

Vincente Foulet, âgée de 27 ans, née à Clermont-Ferrand, est de taille moyenne et paraît assez bien conformée. Elle entre à la Maternité, pour son premier accouchement, dans les derniers jours du mois de mars 1862. Les douleurs se déclarèrent le 6 avril.

L'exploration attentive du bassin le montre régulièrement rétréci et fait prévoir un travail pénible et des manœuvres opératoires laborieuses.

La dilatation du col s'opère d'abord avec une grande lenteur, elle n'est complète qu'au bout de 24 heures. La tête s'engage au détroit supérieur, mais après un temps assez long ce détroit n'est pas franchi et les contractions s'épuisent ; le chirurgien est alors forcé d'intervenir. On applique le forceps, la tête étant en première position, et on est obligé d'exercer des efforts prolongés. La tête se dégage brusquement après un craquement assez prononçé pour que le chirurgien redoute de suite la déchirure des symphyses. La progression de la tête est ensuite assez rapide et l'accouchement se termine simplement.

L'enfant vécut, mais la mère étant épuisée par la durée des douleurs, on ne put exercer aucune manœuvre pour s'assurer de l'état des articulations du bassin.

Les jours suivants, la malade, au lieu de se rétablir, semble plus fatiguée, elle perd presque continuellement ses urines, et après quinze jours elle est transférée de la Charité à l'Hôtel-Dieu dans le service de M. Delore.

Entrée à Saint-Paul, n° 43, la malade accuse de l'incontinence d'urine, mais un cortége de symptômes très-graves appelle l'attention vers la poitrine. L'auscultation et la percussion révèlent un épanchement pleurétique considérable à droite. On attribue cette maladie à un coup de froid.

Cette pleurésie empêche complètement de s'occuper de l'état du bassin ; on n'ose même pas découvrir la malade, de peur d'exaspérer la dyspnée déjà excessive. Du reste, la malade ne souffre pas du côté de l'abdomen ; il n'existe qu'un écoulement involontaire et constant de ses urines. Cependant, au lieu de s'améliorer, l'état général s'aggrave, la respiration s'embarrasse de plus en plus, il survient un peu de tympanite, de l'œdème des membres inférieurs, une fièvre intense, enfin du coma; et la malade expire le 4 mai 1862.

Autopsie. — La poitrine offre des épanchements pleurétiques considérables du côté droit; à gauche, un peu d'engouement pulmonaire; mais c'est surtout du côté du bassin que cette autopsie présente le plus grand intérêt.

Si on explore la vulve pour s'expliquer la perte des urines, on voit le méat béant et assez agrandi par une déchirure pour qu'on puisse y introduire l'index.

Le doigt qui sonde cette déchirure est conduit en avant et en haut jusque dans l'intérieur même de la symphyse pubienne, qui est transformée en une cavité pleine d'urine et de pus.

Cette symphyse est donc largement déchirée, envahie par la suppuration et en communication avec le canal de l'urèthre et l'air atmosphérique. Les os des îles jouissent d'une très-grande mobilité.

La suppuration s'est accumulée dans la fosse iliaque gauche, entre le muscle iliaque et le feuillet aponévrotique qui le recouvre. Ce foyer assez considérable communique largement avec la symphyse, son origine, et avec une masse de ganglions profonds qui ont aussi suppuré.

Il existe encore entre le grand et le moyen fessier du côté droit un autre foyer purulent du volume d'une demi-orange. Ce pus vient de l'intérieur du bassin ; il a passé par la grande échancrure sciatique et provient de la symphyse sacro-iliaque droite, qui est aussi rompue et envahie par la suppuration, quoique ne communiquant ni avec l'air ni avec le premier foyer purulent. Quant à la symphyse sacro-iliaque du côté gauche, elle est aussi déchirée et béante, mais elle n'a pas suppuré. Voici donc l'état de ces trois articulations :

Symphyse pubienne. — Rupture entre le fibro-cartilage et la surface osseuse du côté gauche, écartement de 28 millimètres ; cet écartement est limité par le ligament antérieur qui n'est qu'incomplètement déchiré et qui réunit encore les deux pubis. Cet espace est baigné de pus.

Symphyse sacro-iliaque droite. — Ouverte en avant, elle présente un écartement de 7 millimètres ; la surface auriculaire du sacrum est complètement dépourvue de son cartilage et baignée dans un pus noirâtre qui a fusé assez loin.

Symphyse sacro-iliaque gauche. — Elle présente en

avant un écartement de 6 millimètres. Il n'y a autour aucun désordre.

Une mensuration exacte du bassin fournit les dimensions suivantes après le rapprochement complet des surfaces pubiennes :

> Diamètre antéro-post. . . .   9 centim. 1.2.
>   id.   bi-latéral 11   id.   8 mm.
>   id.   oblique. 12   id.
> Diamètres du détroit inférieur.   9 centim.

Si on écarte les os pubis de 28 mm., comme cela est possible, le diamètre transverse acquiert un développement de 16 mill. qui le porte à 13 cent. 4 mm,. Il y a aussi un développement proportionnel des deux diamètres antéro-postérieur et oblique. C'est cet agrandissement brusque de la filière pelvienne qui explique la progression rapide de la tête après l'accident.

Ce bassin était donc assez régulier, mais rétréci d'un centimètre et demi environ.

RÉFLEXIONS. — Jetons un coup-d'œil sur le mécanisme de cette rupture, nous essayerons ensuite d'en apprécier les causes.

Dans l'observation précédente on peut tout d'abord accuser le forceps et les tractions de la rupture articulaire.

Examinons quel rôle joue le forceps. C'est à cette partie de mon travail que j'espérais donner une certaine originalité ; malheureusement je n'ai pas trouvé toutes les conditions que j'aurais désirées pour expérimenter sur le cadavre, de telle sorte que je ne puis qu'esquisser ici ce que j'espère faire dans un travail plus complet.

On peut se poser les questions suivantes sur le mécanisme de la rupture articulaire :

1° Tous les cas qui ont été publiés étaient-ils consécutifs à une application de forceps ; ou cet accident existait-il avant l'apparition dans le monde de l'instrument de Chamberlen ?

2° Quelle est la résistance des symphyses en temps ordinaire ? La grossesse diminue-t-elle cette résistance ?

3° Enfin, peut-il résulter de ces considérations quelque enseignement pratique sur le degré de traction qu'on devra ne pas dépasser sous peine de s'exposer à la déchirure des symphyses ?

On pourra répondre à la première de ces questions que tous ces cas ne sont pas consécutifs à une application de forceps, qu'au contraire cet accident existait longtemps avant la généralisation de son emploi, témoins le cas de 1579, observé par Jacques Amboise et Séverin Pineau, et le cas publié par Olaüs Acrel, de Stockholm, en 1778, déchirure qui se compliqua d'abcès voisins des articulations.

Quelques cas ont été causés par les seuls efforts des contractions utérines, et la tête fœtale a joué le rôle d'un coin écartant les os des îles.

Giraud cite un cas où les symphyses avaient résisté aux tractions faites avec le forceps, lorsqu'un aide malencontreux produisit l'accident en écartant violemment les cuisses.

Enfin M. Velpeau dit avoir vu la rupture se produire au moment où l'accouchée essaya de se lever. Il est donc établi que le forceps ne peut pas être seul accusé de cette fâcheuse complication.

En second lieu examinons quelle est la résistance des symphyses en temps ordinaire et pendant la grossesse, et qu'il me soit permis de relater quelques expériences cadavériques que nous avons faites M. Delore et moi.

1re EXPÉRIENCE. — Une femme de 65 ans, et n'ayant pas eu d'enfant depuis trente ans, est assujettie à une table; on ouvre la paroi abdominale antérieure pour placer au-dessus du détroit supérieur une boule à jouer d'un diamètre à peine supérieur au diamètre sacro-pubien de ce détroit: puis après avoir incisé le périnée et le vagin de façon à faire pénétrer les deux branches d'un forceps, on saisit cette boule et on fait agir sur ce forceps une moufle assez puissante dont on mesure la traction avec un dynamomètre. Pour diminuer les causes de résistance et d'erreur nous avons fait agir la moufle non pas à l'extrémité du forceps, mais bien sur une corde passée dans les cuillers, comme l'a fait M. Chassagny avec son ingénieux appareil.

Ce n'est que vers 200 kilog. qu'un craquement nous indique que les symphyses ont cédé ; et aussitôt la boule s'engage dans le petit bassin, puis le détroit inférieur est franchi sans résistance.

2ᵉ Exp. — Une femme de 30 ans n'ayant jamais eu d'enfant devient le sujet d'une deuxième expérience. Placée dans la même position que la précédente, nous faisons agir la moufle sur une boule appropriée à ce nouveau bassin, et vers 120 kilog. on entend un léger craquement ; mais il faut dépasser 200 kilog. pour que la boule s'engage en écartant les os des îles. La symphyse pubienne examinée attentivement montre que ce n'est pas la partie ligamenteuse qui a cédé, mais qu'au contraire le fibro-cartilage s'est séparé de l'os iliaque droit en emportant même quelques parcelles osseuses. Les symphyses sacro-iliaques sont aussi largement déchirées.

3ᵉ Exp. — Faite sur une femme de 60 ans ayant eu des enfants.

La traction a cette fois vainement dépassé 200 kilog. d'une quantité assez considérable et que notre dynamomètre n'a pas pu apprécier. Les articulations n'ont pu être rompues et nous avons vu la colonne vertébrale de notre sujet se séparer complètement à la région lombaire.

De ces trois expériences, nous sommes donc en droit de conclure que les articulations sont, en dehors de la grossesse, douées d'une très-grande résistance ; que cette résistance dépasse en général une traction sur le forceps de 200 kilog., force que ne peuvent jamais déployer un ou plusieurs accoucheurs en tirant sur une tête fœtale.

Mais ce sont surtout les expériences suivantes qui seront probantes, ayant été faites sur les bassins de femmes enceintes.

4ᵉ Exp. — Une jeune femme de 25 ans, enceinte pour la première fois, succombe à une pneumonie vers le milieu du sixième mois de sa grossesse. Malgré le moment peu avancé nous avons soumis ce sujet à des tractions. Il a fallu dépasser 200 kilog. pour écarter les os des îles, il s'est produit aussi une fracture de la branche descendante du pubis gauche.

5ᵉ Exp. — Je dois à l'obligeance de mon ami Christot l'expérience suivante qu'il fit pendant qu'il était interne à la Maternité :

Une femme bien conformée, mais dont le bassin était légèrement rétréci, accoucha à terme, mais avec beaucoup de difficultés, et après des applications répétées de forceps, et une traction avec l'appareil de M. Chassagny. Trois jours après, cette femme succomba à une péritonite puerpérale, et MM. Christot et Talichet firent des tractions sur ce bassin en faisant prendre aux cuillers du forceps la tête d'un enfant ayant vécu un mois, et qui ne pouvait donc pas franchir le détroit supérieur. Ces tractions furent si considérables que l'une des bosses pariétales de cette tête fut complètement effacée.

Ces tractions se rapprochèrent de 150 kilog. et le bassin, malgré les applications antérieures de forceps, ne céda pas. Il n'y eut pas la moindre rupture des articulations.

Cette expérience n'était pas faite pour mesurer la résistance des symphyses ; les tractions ne furent pas continuées jusqu'à leur rupture et le bassin resta tout à fait intact, mais je puis cependant dire qu'il a supporté une traction plus forte que celles qu'on peut produire sur le forceps dans les manœuvres obstétricales.

6ᵐᵉ Exp. — Une femme de 40 ans environ entre à la Charité vers la fin de sa grossesse. Mais des tumeurs fibreuses énormes de l'utérus empêchant l'accouchement normal, on lui pratique l'opération césarienne ; elle succombe le lendemain. M. Delore et moi, nous avons mesuré la résistance de ce bassin, nous avons produit la rupture avec une boule d'un diamètre convenable. Mais nous avons dû tirer sur le forceps avec une force de 170 kilog. A ce moment, les articulations du bassin ont été rompues et la boule a passé. Encore dois-je indiquer qu'en faisant l'autopsie, un coup de scalpel avait été donné par mégarde dans le ligament inférieur de la symphyse pubienne, ce qui a dû nécessairement en diminuer la résistance.

Nous répétons qu'il est très-difficile de conclure après ces quelques expériences, et nous regrettons de n'avoir pu réunir un plus grand nombre de faits.

Notre opinion cependant est que le travail physiologique, qui se produit dans les symphyses pendant la grossesse, relâche les articulations de façon à leur donner un peu de laxité, mais, ne leur enlève à peu près rien de leur force et de leur résistance.

Au point de vue pratique, la crainte de voir se rompre les symphyses ne doit pas entrer en ligne de compte dans la conduite du chirurgien qui devra graduer sa traction conformément aux *indications* fournies par les différents cas.

Si cet accident arrive, il pourra se rattacher à des circonstances qu'il est malheureusement le plus souvent impossible de prévoir. Ces conditions étiologiques peuvent être de trois ordres savoir :

1º *Exagération du ramollissement articulaire.* Bien que nous ayons dit qu'en général la grossesse ne diminue pas la résistance des symphyses, on peut facilement concevoir que ce travail se trouve exagéré par telle ou telle circonstance et que cette exagération tout à fait pathologique soit une prédisposition à l'accident.

2º *Faiblesse congénitale des ligaments articulaires.* — Les luxations en général ne se produisent pas avec la même facilité chez tous les sujets, et on sait que quelques personnes offrent des déplacements articulaires fréquents, et souvent après des causes très-légères. Cette espèce de faiblesse native, si l'on peut dire ainsi, peut parfaitement porter aussi sur les articulations du bassin et prédisposer à leur rupture.

On pourrait peut-être rapprocher de cet ordre de causes, les excès de tous genres, les privations, une hygiène malheureuse, et en général toutes les circonstances débilitantes, depuis fort longtemps indiquées comme cause éloignée de la rupture du bassin.

3º Enfin, *toutes les lésions vitales ou organiques*, siégeant soit dans les articulations même, soit dans leur voisinage. Il n'est pas étonnant de voir ces altérations de tissu diminuer ou même détruire la résistance des ligaments. La malade d'Ansiaux était affectée d'ostéomalacie.

L'étiologie réelle de ces luxations peut donc, croyons-nous, être ramenée à l'une de ces trois circonstances : Exagération du ramollissement articulaire ; faiblesse congénitale des articulations, ou enfin leur lésion organique. — Et on peut dire que la traction opérée sur le forceps ne joue dans ce cas que le rôle d'une cause occasionnelle et insuffisante si elle eût agi seule.

DEGRÉ D'ÉCARTEMENT ET COMPLICATIONS.

Les symphyses une fois déchirées, il peut se produire un écartement plus ou moins considérable, suivant le volume de la tête fœtale et suivant le degré de rétrécissement de la filière pelvienne. Dans notre observation nous avons vu 28 millimètres d'écartement dans la symphyse pubienne. Dans l'observation que Hennequin a fait connaître, il porte à 18 lignes cet écartement, c'est-à-dire, plus de 4 centimètres. Desgranges, de Lyon, dit en avoir observé 20 lignes. Lefèvre en a observé plus de 6 centimètres. Le pubis droit faisait dans l'aine une tumeur assez volumineuse.

Mais on ne conçoit un déplacement aussi considérable qu'avec des désordres étendus des parties molles, des déchirures qui seront l'origine de nouvelles complications.

On a vu les luxations des symphyses se compliquer de péritonité puerpérale, mais l'accident le plus fréquent a été une inflammation voisine qui s'est souvent terminée par suppuration et les abcès alors ont pu fuser, soit dans l'abdomen, soit entre les muscles des membres inférieurs.

On peut dire que les chances de suppuration seront proportionnelles à l'étendue des désordres ; mais la circonstance que déterminera le plus sûrement la formation du pus est la communication de cette déchirure avec l'air athmosphérique. Remarquons que cette condition existait chez la malade que nous avons observée ; des liquides irritants, tels que de l'urine, pénétraient même dans l'espace articulaire et y produisaient la plus fâcheuse influence.

La suppuration s'est présentée dans les observations publiées par Acrell, Stolz, Giraud.

Quant au pronostic, cette lésion est des plus graves, même en dehors de toute complication ; à plus forte raison, s'il s'y joint une circonstance aggravante.

Des dix-sept observations réunies par M. Malgaigne, huit malades sont mortes peu de temps après l'accident, quelques unes ont traîné assez longtemps une vie languissante. Celle de Hennequin ne pouvait marcher trois ans après la rupture, malgré tous les appareils orthopédiques essayés pour consolider le bassin. Enfin, il en est quelques unes qui ont parfaitement guéri. Celles de Lefèvre et de Imbert eurent une consolidation rapide ; celle de Denman put marcher après cinq mois ; celle de Giraud a pu même redevenir enceinte et accoucher heureusement.

Le traitement de ces luxations doit se borner à une immobilité longtemps prolongée et à une hygiène bien conduite ; mais, il est très-difficile de réaliser la première de ces conditions. Je ne fais que signaler les nombreuses formes de ceintures et d'appareils contentifs mis successivement en usage chez les quelques femmes qui n'ont pas succombé.

La lecture de ce mémoire a soulevé au sein de la Société des Sciences médicales une discussion des plus animées. Les conclusions de notre travail ont été attaquées par M. le docteur Chassagny, dont nous respectons l'autorité sur ce sujet ; nous avons cependant cru devoir répondre :

En présence d'un fait de rupture des symphyses du bassin, quoique le forceps ait amené un enfant vivant, nous avons dû nous demander si le forceps, en dehors de toute autre cause, est suffisant pour rompre le bassin, et dans ce cas quel est le degré de la traction qu'il doit supporter? Une série d'expériences a été instituée et nous avons conclu qu'en tirant dans l'axe du bassin, les articulations peuvent supporter une force énorme et bien plus considérable que celle que peuvent développer les accoucheurs. M. Chassagny n'a pas réfuté ce point, nous sommes heureux d'être d'accord avec lui.

Nous avons alors expliqué les cas peu nombreux de rupture articulaire par une altération ou une prédisposition des ligaments et nous avons rapproché cet état de la disposition de certaines personnes à se luxer les articulations avec la plus grande facilité. C'est en ce point que nous regrettons de différer de l'avis de M. Chassagny qui veut accuser le forceps de cet accident.

Il a objecté que ce n'est point dans la traction directe que se rompront les symphyses, mais bien par un mouvement de bascule par lequel l'extrémité inférieure du forceps étant portée en arrière, il appuie la tête fœtale d'arrière en avant contre les pubis. Mais M. Delore a démontré l'impossibilité de ce mouvement de levier que nous avons vainement essayé de produire sur plusieurs bassins. Car le forceps ne peut pas prendre de point d'appui contre le promontoire comme cela a été avancé et on a là tous les éléments d'un levier *moins le point d'appui*. C'est donc par la traction directe que s'opère la rupture. M. Chassagny reproche ensuite à nos expériences d'être peu probantes car elles ont été faites avec une boule à jouer au lieu de la tête du fœtus.

Remarquons que l'une de nos expériences même la plus importante a été pratiquée non pas avec une boule, mais bien avec la tête d'un enfant ayant vécu un mois.

De plus, si l'on examine bien le rôle de la boule, on voit qu'elle agit sensiblement, comme la tête fœtale; en effet, celle-ci comprimée par les cuillers du forceps qui nécessairement sont placées l'une à droite l'autre à gauche, ne peut pas se mouler sur le cœur formé par le détroit supérieur, malgré son élasticité elle ne peut développer que son diamètre antéro-postérieur correspondant au plus petit diamètre du détroit. La tête, comme la boule sphérique ne forcera donc qu'en avant et en arrière, donc leur action sera sensiblement la même.

Quant à la dureté du bois de notre boule, nous croyons qu'un bassin qui supportera telle traction avec cet instrument supporterait une traction encore plus forte pratiquée avec un corps élastique, car une partie de cette force serait employée à mouler ce corps sur l'obstacle à franchir.

Enfin si nous nous sommes prononcé contre la possibilité de voir le forceps produire la rupture en dehors de toute autre cause, c'est encore en nous appuyant sur les cas cités dans notre travail où la rupture s'est produite par les efforts seuls de la nature sans intervention du forceps, tels que ceux de Séverin Pineau, Olaüs Acrel, Giraud et M. Velpeau. Si ces cas ne sont pas plus nombreux c'est que dans ce dernier siècle le forceps est devenu un instrument familier, et qu'on l'applique à peu près dans tous les cas de dystocie.

M. Poullet communique à la Société une nouvelle traction faite par M. Delore et lui sur le bassin d'une femme morte le lendemain de sa délivrance et ce bassin a supporté 170 kilogr. avant de se rompre. Il termine en ces termes :

M. Chassagny en jugeant nos expériences a taxé leur résultat de « expression dynamométrique peu exacte »; il faut bien en convenir, il est impossible d'appliquer au problème complexe des accouchements une force aussi considérable sans qu'une certaine quantité soit perdue pour une cause ou pour une autre.

Nous avons fait tout notre possible pour diminuer les causes d'erreur, et même en sacrifiant une quantité notable de nos 170 kilog. pour cette approximation, nous nous croyons en droit de conclure que le bassin au moment de l'accouchement peut supporter sans se rompre, à moins d'une affection morbide, des efforts supérieurs à tout ce qu'on peut et doit faire dans les manœuvres obstétricales.

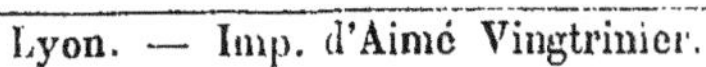

Lyon. — Imp. d'Aimé Vingtrinier.

www.ingramcontent.com/pod-product-compliance
Lightning Source LLC
LaVergne TN
LVHW021802030726
842523LV00003B/1161